AF310549

NOTICE

SUR

L'ASILE DES ALIÉNÉES

DE BAILLEUL.

Par M. L. DOREDONVILLE.

HAZEBROUCK.

IMPRIMERIE DE L. GUERMONPREZ.

1866.

NOTICE

SUR L'ASILE DES ALIÉNÉES

DE BAILLEUL.

Il y a neuf ans à peine, les voyageurs qui se rendaient à Ypres en passant par Bailleul, n'apercevaient, en sortant de cette dernière ville, que de vastes champs où, selon les saisons, le colza semait dans l'air ses acres senteurs, le blé, sur ses tiges vigoureuses, balançait ses épis blonds, et le houblon agitait ses clochettes d'un jaune pâle. C'est là que les Prussiens vinrent en 1814 camper pendant quelques jours, lors de la coalition de l'Europe presque entière contre la France; car il n'est guère de coin dans notre Flandre, où l'occupation étrangère, dont l'odieux souvenir s'est gravé dans la mémoire de nos pères, n'ait laissé quelque trace de son passage.

Aujourd'hui, dans cette plaine, autrefois

connue sous le nom de *Clos St.-Antoine*, s'élè-vent de majestueux bâtiments dont les étran-gers se demandent tout d'abord la destination.

Est-ce un palais? non, car de nos jours les palais, sauf peut-être quelques exceptions, n'ont plus que de mesquines proportions que laisse bien loin derrière elle cette masse imposante d'édifices qui frappent les regards. Et puis un palais fait supposer un seigneur, et depuis longtemps les seigneurs s'en sont allés où vont les neiges d'antan.

Est-ce une caserne? non, Bailleul n'a pas de garnison; et d'ailleurs les casernes ne sont pas, que je sache, entourées de jardins; elles n'offrent pas de ces détails si gracieux d'ar-chitecture que l'on remarque principalement sur le corps-de-logis qui regarde Bailleul.

Ce n'est point un phalanstère, ni un péni-tencier, ni une de ces usines-monstres comme en crée de nos jours le génie de l'industrie. Un phalanstère? En existe-t-il? non, car nous ne croyons-pas qu'on puisse donner ce nom aux cités ouvrières comme il y en a quelques-unes en France. — Pour un pénitencier, c'est trop vaste et trop somptueux. — Une usine? Mais on n'aperçoit aucune cheminée qui vomisse dans les airs des flots de fumée noire; point de ce mouvement tumultueux qui dans nos grandes villes manufacturières en signale la présence; point de ces lourds camions destinés au transport des mar-chandises.

Non; c'est l'asile des aliénées; c'est le séjour des misères et des larmes; c'est le refuge des intelligences brisées, c'est le dernier abri de ces êtres sans nom à qui Dieu a refusé à leur naissance, jusqu'à la faculté de comprendre ni ce qu'ils sont ni ce que sont les autres; qui n'ont jamais pu discerner le bien d'avec le mal et parfois même ont l'instinct moins développé que bien des animaux.

C'est là, en un mot, que l'on trouve la folie

à tous les degrés, depuis la monomanie jusqu'à l'imbécillité et l'idiotisme.

Mais, disons-le, dans la crainte d'être accusé de peindre cet asile sous des couleurs trop noires : toutes celles qui y entrent, ne doivent pas laisser, comme les damnés de l'enfer de Dante, toutes leurs espérances sur le seuil. Grâce à la science des médecins, grâce au dévouement sans bornes dont elles sont entourées, chaque année quelques-unes de ces infortunées sortent, sinon radicalement, du moins presque entièrement guéries et peuvent encore participer aux joies de la famille.

La bienveillante amitié du directeur nous a permis de visiter dans tous les détails cet établissement qui, bien que inachevé, est un des plus beaux qui existent en France, et qui, quand il sera complètement terminé, n'aura guère de rival. Ne remplit-il pas en effet toutes les conditions de salubrité désirables? Au milieu d'une vaste plaine d'où l'on voit vers le nord et l'ouest, toute cette chaîne de collines qui nous servent de limites du côté de la Belgique, l'asile de Bailleul est, en quelque sorte, plongé dans un air pur qui semble repousser toutes les maladies et apporter au contraire avec lui la santé. Pendant que le choléra décimait la plus grande partie du département du Nord, Bailleul n'a eu à enregistrer le décès d'aucune victime du redoutable fléau : il a passé bien loin de cette ville, et dans ces jours de deuil, elle a été le refuge de bien des familles que la maladie chassait de leurs foyers.

Aussi ce qui nous étonne, c'est que cet asile ne grandisse pas, sous le rapport de la population, avec une plus grande rapidité. Toutefois il est bon de rapporter qu'il ne dâte que de quelques années et que, comme pour tout établissement de ce genre, on attend qu'il ait fait ses preuves et qu'il ait donné toutes les garanties désirables d'hygiène.

Tel qu'il est actuellement, tous ceux qui l'ont visité sont unanimes à en constater l'admirable situation, la parfaite ordonnance de tous les corps-de-logis, les soins touchants et vraiment maternels donnés aux folles, la science et le zèle des médecins dont la constante étude est de lutter contre cette funeste maladie aux formes plus changeantes que le Protée de la fable. Aussi avons-nous l'assurance que nous le verrons grandir de jour en jour et arriver enfin à un état de prospérité durable, qui sera pour les fondateurs la juste récompense des sacrifices qu'ils se sont imposés.

Avant de donner sur les aliénées et sur le régime intérieur de la maison, les détails que nous croyons propres à intéresser nos lecteurs, nous dirons quels sont les administrateurs de l'asile; quelles sont les conditions d'admission; quelle responsabilité encourent et le directeur et le médecin en chef; quels agents ils emploient pour mener à bien une entreprise si difficile; sur quelle base enfin repose cet établissement dont on ne peut bien saisir l'ensemble qu'après en avoir étudié isolément tous les ressorts.

Avant d'être transféré à Bailleul, l'asile, depuis le 9 thermidor an XI, se trouvait à Lille (1). On sait quelle en était la fâcheuse situation : à proximité de la gare, au milieu d'une atmosphère saturée de miasmes délétères, resserré, englobé de toutes parts par des usines ou des établissements qui retentissent sans cesse du tumulte et du bruit des machines, il n'était plus dans les conditions d'hygiène qu'exige une maladie aussi terrible que la folie, maladie pour laquelle est surtout nécessaire le calme le

---

(1) Nous donnerons plus loin quelques notions historiques sur la maison des Bons-Fils, depuis l'époque de sa fondation jusqu'à nos jours.

plus complet. Aussi la mesure qui en ordonna le transfert à Bailleul, bien loin de soulever la moindre réclamation, a-t-elle été généralement approuvée : elle substituait à l'agitation et à l'insalubrité d'une grande ville manufacturière, trop à l'étroit dans son enceinte de murailles, un air pur, un horizon lointain, de riants paysages.

Il est inutile d'appuyer plus longtemps sur les avantages physiques que présente l'asile de Bailleul; voyons quels rouages donnent la vie à ce magnifique établissement et nous aurons alors l'occasion de rendre hommage à tous ceux dont le concours dévoué tend à y apporter de jour en jour de nombreuses et importantes améliorations.

Une commission de cinq membres se réunit chaque mois à l'asile et surveille les différentes parties du service.

Cette commission nommée par M. le Préfet du Nord, est composée de :

MM. Behaghel, Louis, membre du conseil général, président.
Lotthé, Léon, maire,
Bacquart, doyen de St.-Vaast.
Dumez, docteur en médecine.
Bécue, Henri, secrétaire.

Le personnel administratif se compose de :
1 Directeur.
1 Receveur.
1 Econome.
1 Secrétaire de la direction.
1 Commis aux écritures.
1 Aumônier.

Le personnel médical de :
1 Médecin en chef.
1 Interne.

Le personnel de surveillance et agents divers se compose de :
29 Sœurs (de l'Enfant Jésus).

1 Reposante (1).
1 Surveillant en chef.
1 Surveillant.
7 Surveillantes.
16 Employés pour la ferme et le jardin.
15 Infirmières.
1 Vaguemestre.
5 Ouvriers à la journée pour le jardin.
1 Portier.
5 Ouvrières à la journée (buanderie).
4 Femmes à gages.

Parmi les 29 sœurs chargées de la surveillance et des soins à donner aux malades, il en est 2 qui sont préposées à l'infirmerie; 2 à la buanderie; 2 à la cuisine; 1 au vestiaire; 1 à la pharmacie; 1 aux champs et jardins; 3 aux ateliers, 1 aux bains; 3 sœurs surveillent les maniaques; 2 les épileptiques; 2 les agitées; 1 les gâteuses; 5 les pensionnaires.

A l'époque du 1er janvier 1865, l'asile renfermait 504 aliénées; les admissions pendant l'année 1865, se sont élevées à 173, de sorte que le nombre d'aliénées traitées en 1865 s'élève à 677.

Pendant l'année 1864, le nombre des aliénées traitées avait été de 621. Il en résulte pour 1865 une différence en plus de 56.

Que nos lecteurs nous pardonnent tous ces chiffres qui n'ont rien de bien attrayant; mais il nous est indispensable de donner quelques détails de statistique sans lesquels cette notice aurait l'air d'un article de pure fantaisie. Quelque aride que soit ce travail, nous ne le croyons pas sans utilité, en ce que les renseignements qu'il renferme, reposent sur des bases certaines et peuvent intéresser les familles que Dieu a peut-être éprouvées, en frappant un de leurs membres de la funeste

---

(1) On nomme reposantes les anciennes employées en retraiet que leur état de pauvreté force à rester dans la maison.

maladie, au sujet de laquelle nous écrivons cette notice.

Nous donnerons donc encore quelques tableaux où les chiffres seuls parleront; mais que de fois n'a-t-on pas dit que les chiffres aussi ont leur éloquence!

Proportions des admissions des aliénées originaires du département du Nord, classées par arrondissements.

(1865.)

Arrondissem.	Population.	Admissions.	Proportions.
Avesnes . .	145,040	3	1 sur 48,346
Cambrai . .	174,245	8	1 21,780
Douai . . .	109,109	11	1 9,109
Dunkerque .	105,441	15	1 7,029
Hazebrouck	104,515	18	1 5,806
Lille . . .	371,156	71	1 5,227
Valencienn .	156,779	17	1 9,222
Totaux.	1,158,285	143	1 8,099

De toutes les infortunées que la folie plus ou moins prononcée a conduites dans l'asile, il en est qui en sont sorties guéries; mais dans quelle proportion avec le nombre des aliénées s'est élevé celui des guérisons? Nous le faisons connaître par un tableau comparatif des 4 années, 1862, 1863, 1864 et 1865, auquel nous ajouterons un autre tableau indiquant les décès pendant le même laps de temps.

Proportions des guérisons de 1865 en comparaison avec les 3 années précédentes.

1862	584 aliénées	35 guérisons ou	5,99	p. 0/0.
1863	558	38	6,81	
1864	621	52	8,37	
1864	677	42	6,20	

Les guérisons pendant l'année 1865 que nous prenons principalement pour base de ce travail, ont été de 1 sur 4, 12 p. 0/0, ou de 24, 27 p. 0/0.

DÉCÈS.

1862 584 aliénées 51 décès, ou 8 73 p. 0/0.
1863 558   33   5 91 p. 0/0.
1864 621   37   5 95 p. 0/0.
1865 677   43   6 35 p. 0/0.

Proportion des décès pour 1865, 1 sur 15 74 p. 0/0, ou 6, 35 p. 0/0.

Pénétrons maintenant dans l'intérieur de l'établissement; c'est là que nous aurons à signaler tout ce qu'il y a d'absolu dévouement dans la conduite des employés, depuis le directeur et le médecin en chef jusqu'à la plus humble sœur qui s'est consacrée au service des infirmités les plus rebutantes.

Le logement destiné aux folles comprend deux grandes aîles de bâtiments; l'une qui regarde le N.-E., est occupée par les pensionnaires (1); l'autre, qui regarde le S.-O., par les indigentes.

On se figure volontiers qu'en entrant dans les salles des pensionnaires, on verra se dérouler toutes les excentricités, toutes les bizarreries qu'engendre la folie. Il n'en est rien. Réunies, à certaines heures, dans un vaste salon, ayant vue sur un jardin magnifique, orné à profusion des plantes les plus variées, les unes s'occupent de travaux d'aiguille, d'autres de tricot, d'autres de lecture; il en est qui mélancoliquement assises et les yeux regardant dans le vague, semblent, comme la Mignon de Gœthe, regretter le ciel de leur

---

(1) Les prix de pension pour les pensionnaires sont fixés ainsi qu'il suit :

Classe supérieure.	Avec domestique.	8 fr. 00 c. par jour.
	Sans domestique.	6 . 20
Première classe.		3 50
Deuxième classe		2 50
Troisième classe		1 80
Quatrième classe		1 25
Domestique particulière à la charge des familles.		1 80

patrie; quelques-unes, impatientes du repos, vont et viennent sans cesse d'un coin de la salle à l'autre, comme de pauvres oiseaux captifs. Mais il n'en est aucune qui se livre à ces extravagances dont on nous donne trop souvent le spectacle dans nos théâtres d'aujourd'hui.

La seule chose qui nous ait frappé et nous ait paru digne de remarque, c'est qu'elles s'isolent; c'est qu'il est rare qu'il s'établisse entre elles de ces conversations familières dont ne sauraient s'abstenir les dames qui jouissent de la plénitude de leur raison et qui se plaisent à faire briller aux yeux toutes les facettes de leur esprit.

C'est que ces pauvres femmes, loin de leurs parents et de leurs amies, restent là seules avec l'idée fixe qui les a conduites en ce séjour : séjour de deuil et de tristesse, malgré les fleurs et la dorure dont on orne la cage.

Celle-ci rêve la noblesse et les honneurs; celle-là, un amour impossible : elle se croit la fiancée du soleil; une autre, folle de coquetterie, se drape dans les plis de sa mantille et se rit d'avance du dépit de ses rivales. Il en est une, que nous avons vue non à Bailleul, mais à St.-Venant (la folie n'est-elle pas partout la même?) qui, au moment où la sœur, qui me guidait, me fit entrer dans l'appartement des pensionnaires, me salua de cette apostrophe: Qui vous a permis d'entrer ici sans vous faire annoncer? et en même temps elle me lança un regard de colère et de dédain. C'était une vieille douairière en robe de soie jaune, la tête ornée (devons-nous dire ornée? d'un bonnet garni de fleurs et de rubans impossibles. Elle se croyait sans doute encore dans un de ces vieux châteaux d'avant 89, entourée de pages et de damoiseaux.

Pour bien des folles, il est à noter que pendant quelque temps on peut causer avec elles sans s'apercevoir de leur genre de folie.

Les plus fameux médecins mêmes ont plus d'une fois été sur le point d'accorder leur *exeat* à des aliénées qu'ils supposaient guéries; tant elles mettent de finesse à dissimuler leur folie, lorsqu'elles espèrent pouvoir obtenir leur élargissement. Mais au moment de rentrer dans ce monde auquel elles aspirent de tous leurs vœux, le grain de folie qui germait inaperçu dans un coin de leur pauvre cerveau, se montre malheureusement tout à coup, et elles retombent du haut de leurs espérances. Il me revient à ce sujet une anecdote racontée par le docteur Alibert : Il reçut un jour d'une dame détenue à la Salpétrière, une lettre écrite avec beaucoup de suite, par laquelle elle implorait sa protection contre ses enfants coupables qui, pour s'emparer de ses biens, l'avaient fait enfermer.

Alibert ne prit point garde à cette lettre; mais il lui en arriva d'autres si pressantes, qu'il résolut enfin de s'assurer de la réalité du fait. Il se rendit donc à la Salpétrière. Là il trouva une dame aimable, spirituelle, qui lui expliqua de la manière la plus raisonnable ses prétendus malheurs.

Non content de ce premier examen, il revint plusieurs fois; enfin, au bout de huit visites, n'ayant remarqué en elle aucun signe d'aliénation mentale, il lui promit qu'il allait la faire mettre en liberté.

Ah! tant mieux, lui dit-elle, ce soir on pourra sortir sans danger, car il fera clair au ciel : je suis la lune.

Nous n'avons parlé jusqu'ici que des folles tranquilles; pour les agitées et les furieuses il est nécessairement des chambres séparées où elles reçoivent les soins spéciaux que réclame leur position.

Nous ne dirons rien du traitement qu'on leur fait subir; ceci n'est point de notre compétence; mais nous pouvons affirmer qu'elles trouvent ici tous les remèdes et tous les sou-

lagements que peut leur apporter la charité
unie à la science, et nous dirons, sans craindre
de blesser la modestie de M. Broc, le médecin
en chef de l'asile, que, s'il est une guérison
possible, ses études approfondies comme mé-
decin-aliéniste, sont un sûr garant que ces
infortunées seront un jour rendues à la vie
commune.

Il en est que Dieu a condamnées à végéter
sans retour dans cette funeste position : là,
les secours de la science ne peuvent rien;
tout ce que l'on peut faire, c'est de conserver
à ces pauvres plantes étiolées un peu de sève
qui leur donne encore l'apparence de la vie.
Ce sont les incurables, et le malheur qui les a
frappées, ne finira qu'avec leur dernier jour.

Comme les aliénées indigentes se trouvaient
à l'étroit dans l'aîle de bâtiments qui leur était
destinée, M. Leblond, qui depuis le mois de
juillet 1865, dirige cet établissement avec un
tact si remarquable, un zèle et une habileté
au-dessus de tout éloge, fit transférer dans le
bâtiment du pensionnat les ateliers de couture et de tricot auparavant installés dans le
bâtiment des maniaques. C'est dans ce nou-
veau local que les folles tranquilles, sous la
surveillance de deux ou trois sœurs, s'appli-
quent pendant certaines heures, à de menus
travaux d'aiguille; il en est même qui font de
la dentelle. Assises sur des bancs, plus obéis-
santes que bien des gamines qui donnent
tant de tracas à leur maîtresse de pension, il
suffit d'un mot, d'un geste même d'une des
surveillantes pour qu'elles se remettent à
l'ouvrage, si parfois leur attention s'en dé-
tourne.

Qui croirait que le produit de leur travail
s'élève à plus de 5,000 francs par an? C'est
cependant un fait que constatent les procès-
verbaux dressés par l'économo.

Une excellente innovation dont l'asile est
encore redevable à M. Leblond, c'est d'avoir

employé en moyenne quarante-deux malades
à laver, à blanchir et à repasser le linge. Cette
mesure a permis de renvoyer les ouvrières
étrangères à la maison qui jusqu'alors avaient
été occupées à blanchir le linge non-seule-
ment des indigentes, mais encore des pensionnaires. Avant que l'on eût pris cette dé-
termination, on envoyait chaque semaine le
linge à Lille, et dans la seule année 1864, il a
été payé jusqu'à 3639 fr. pour le blanchissage.

Cette fatigue corporelle à laquelle elles sont
assujéties, est pour elles d'une salutaire in-
fluence; elles semblent comprendre qu'elles
ne sont pas tout à fait inutiles sur la terre
et qu'elles peuvent encore rendre quelques
services. Aussi voyez avec quelle joie elles se
rangent autour des cuviers! avec quelle ar-
deur elles se mettent à la besogne! Le travail n'est-il pas en effet pour elles une sorte
de réhabilitation? En même temps qu'elles
sont pour la maison une source d'économie,
ajoutons qu'elles trouvent dans la peine qu'elles se donnent, un allégement à leur misère;
car leur travail est nécessairement rétribué.

Parfois ces pauvres femmes font, quand le
beau temps le permet, des promenades aux
environs de la ville. A les voir toutes uniform-
mément vêtues d'un costume brillant de pro-
preté, s'avancer en longue file sous la surveillance de quelques religieuses, on ne se dou-
terait guère que ce sont autant de folles, tant
leur démarche est décente, tant est sévère la
discipline qu'elles observent dans leurs rangs.
Seulement elles regardent çà et là d'un air
étonné, comme des collégiens en vacances;
quelques-unes mêmes sourient aux passants,
étonnés eux aussi de ne les voir se livrer à
nulle extravagance.

C'est qu'il existe dans la folie, nous l'avons
dit, bien des degrés : s'il est des aliénées qui
sont douces et inoffensives, il en est aussi
dont l'exaltation va jusqu'à la fureur.

Jusqu'ici le tableau que nous traçons à grands traits, n'a rien encore de bien repoussant : nous avons pu surprendre chez les folles des paroles incohérentes, un langage étrange, des gestes inattendus et saccadés qui, en nous arrachant un sourire, nous ont empêchés de songer aux misères et aux pleurs qu'il y a au fond d'un tel spectacle; mais si nous allons plus loin, si nous voulons sonder l'abîme jusqu'en ses dernières profondeurs, c'est là que nous verrons la nature dans ce qu'elle a de plus dégradant, de plus horrible.

Ici, les idiotes, masses de chair informes, insensibles, n'exécutant plus que des mouvements automatiques, figures repoussantes sur lesquelles ne vient jamais se refléter la moindre lueur d'intelligence.

Puis les gâteuses! Ne suffit-il pas de les nommer pour faire comprendre qu'elles sont au-dessous de la brute pour l'instinct? En regard de ces êtres placés au dernier échelon de l'humanité, il faut mettre les bonnes sœurs et les infirmières qui leur donnent des soins et dont la fonction est d'autant plus noble et plus méritoire, que leur dévouement est ignoré et que les heureux du monde ne soupçonnent pas même tout ce qu'il faut d'abnégation chrétienne et de force de caractère, pour se condamner à la réclusion avec ce rebut de l'humanité!

Il en est d'autres encore que l'on est contraint de renfermer dans des chambres spéciales; ce sont les folles dangereuses et les furieuses. On peut de loin entendre leurs grognements, leurs cris inarticulés qui font songer à des douleurs sans nom, comme elles sont presque toujours sans remède.

On sent, en les entendant, comme un tenaillement qui vous déchire le cœur; on est heureux de s'en trouver éloigné. On respire alors comme au sortir d'une ardente fournaise!

Et cependant pour être admis dans cet asile où se trouvent à des degrés si divers le désespoir et l'anéantissement des facultés de l'esprit et de l'âme, que de démarches sont exigées! que de formalités à remplir! formalités qui ont surtout pour but de mettre les familles à l'abri de tout soupçon, de contrainte et de violence à l'égard des aliénées. Que de fois en effet n'a-t-on pas dit que dans un but coupable on avait fait enfermer des femmes dont l'état mental n'exigeait pas une mesure aussi rigoureuse? Parfois même on n'a pas craint de comparer ces hospices à des Bastilles du temps passé où le caprice d'un puissant pouvait, d'un trait de plume, enfouir dans les oubliettes d'innocentes victimes. — Ce sont là, selon nous, autant de vaines déclamations surtout si, comme nous le croyons, on ne peut enfermer une folle qu'aux conditions suivantes :

Il faut : « 1° Qu'une demande d'admission » soit adressée au directeur de l'asile, conte- » nant les noms, prénoms, âge, qualité et do- » micile, tant de la personne qui la formera » que de celle dont le placement sera réclamé; » l'indication du degré de parenté, ou, à dé- » faut, la nature des relations qui existent entre » elles.

» Si la demande d'admission est formée par » le tuteur d'une interdite, il devra fournir à » l'appui un extrait du jugement d'interdiction.

» 2° Un certificat médical constatant l'état » mental de la personne à placer, et indiquant » les particularités de sa maladie et la nécessité » de faire traiter la personne désignée dans un » établissement d'aliénées et de l'y tenir en- » fermée.

» Ce certificat ne pourra être admis s'il a été » délivré plus de quinze jours avant sa remise » au directeur; s'il est signé par un médecin » attaché à l'établissement ou si le médecin si- » gnataire est parent ou allié au second degré

» inclusivement du directeur ou de la personne
» qui fera effectuer le placement.

» 3° Un extrait de naissance.

» Ces pièces doivent être rédigées sur papier
» timbré et les signatures du demandeur et du
» médecin légalisées. »

———

Toutes ces considérations sur les faits et
gestes des folles sembleront peut-être hors
de propos aux gens qui dans ce travail ne
s'attendaient à trouver qu'une froide et sèche
statistique, mais en traitant un tel sujet, on
se trouve comme malgré soi entraîné à rap-
peler les souvenirs pénibles et persistants
d'un spectacle auquel on ne saurait assister
sans une douloureuse émotion; reflets en
quelque sorte vivants de sentiments person-
nels et d'impressions ineffaçables.

———

Nous avons maintenant rempli la partie la
plus difficile de la tâche que nous nous étions
imposée; il ne nous reste plus qu'à examiner
ce qui manque encore à l'asile de Bailleul
pour qu'il soit réellement digne de sa destination.

Nous l'avons fait pressentir dès l'abord, en
parlant de la nécessité où s'était trouvé le
directeur, de transporter les ateliers de tricot
et de couture dans le bâtiment des pensionnaires; ce qui manque, c'est le complet achè-
vement de ce magnifique établissement.
Pour que l'on puisse juger de son importance actuelle et des développements qu'on
devra nécessairement lui donner dans un
temps plus ou moins éloigné, nous allons
faire connaître sommairement l'ensemble des
constructions terminées et de celles qui restent à faire.

CONSTRUCTIONS TERMINÉES.

Bâtiment de l'administration.
Id.   des maniaques chroniques.
Id.   des services généraux.
Id.   des pensionnaires.
Id.   de la buanderie.
Galeries reliant les services.
Murs d'enceinte.
Aqueducs et service des eaux.

La dépense totale pour ces constructions en y comprenant celle des déblais et des remblais, s'est élevée à. . . . 1,169,366 fr. 82

CONSTRUCTIONS A FAIRE.

Quartier des agitées et des gâteuses (sans étages).
Quatre bâtiments d'angle.
Quatre bâtiments latéraux (sans étages).
Chapelle.
Murs de clôture et de préaux.
Galeries et marquises dans les préaux.
Salle des morts et de dissection.
Logement du concierge et du jardinier.
Avenue et grille d'entrée.
Logement pour le médecin.
Id.   pour l'économe.
Id.   pour l'aumônier.

La dépense à faire pour l'ensemble de ces constructions est évaluée à. . . . . 850,000 fr.

RÉCAPITULATION DES DÉPENSES.

Constructions terminées. . . 1,169,366 fr. 82
Constructions qui restent à faire. . . . . 850,000 »»

Ensemble. . . . . . 2,019,366 fr. 82
En ajoutant à ce chiffre le prix des terrains. 249,344 03

On obtient le total général de. 2,668,710 fr. 85

On peut voir par ce rapide aperçu des dépenses, dans quelles proportions grandioses a été conçu l'asile de Bailleul, et nous pouvons dire, sans crainte d'être démenti, qu'il n'aura guère d'égal en France. Il est bien entendu que nous n'en parlons que comme asile de *femmes aliénées*; car il en est d'autres où la population est plus considérable; ce sont les établissements mixtes, c'est-à-dire, où l'on admet et les hommes et les femmes.

De quelle importance ne deviendrait pas aussi l'asile de Bailleul, si, par exemple, on y adjoignait celui d'Armentières? La population serait doublée et l'on arriverait à une population de 1,300 individus, nombre qui pourrait bientôt, grâce à la prospérité croissante de cet établissement, s'élever à 1,500. Certes, ce serait là un chiffre assez imposant, mais cette agglomération même serait-elle sans danger? — Oui, nous dit-on, si l'on n'envisage que les inconvénients résultant du rapprochement des femmes et des hommes aliénés; car, s'il en était autrement, pourquoi autoriserait-on les établissements mixtes qui existent? — Non, si l'on songe aux maladies épidémiques qui peuvent sévir dans un établissement de ce genre; on a remarqué en effet que la mortalité y devient bien plus grande que partout ailleurs.

Il est vrai que jusqu'à présent Bailleul s'est trouvé dans une situation hygiénique heureusement exceptionnelle, mais qui peut répondre de l'avenir?

Du reste la réunion des deux asiles de Bailleul et d'Armentières est un problème qu'a à résoudre la commission nommée par le Conseil général lors de sa dernière session, et nous nous garderons bien de mêler notre humble voix à ces délibérations longuement mûries par des hommes de la plus haute expérience.

Nous avons dit que c'est en 1862 que l'asile

de Lille a été tranféré à Bailleul et nous nous sommes engagé à dire quelques mots de la Maison des Bons-Fils qui a été l'origine de l'asile actuel. Bien que ces renseignements ne se rattachent qu'indirectement au sujet qui nous occupe, nous croyons qu'il ne sera pas sans intérêt de suivre, depuis sa fondation jusqu'à nos jours, la marche de cet établissement dont les commencements ont été si humbles et qui est devenu un des plus beaux et des mieux appropriés à sa destination.

Nous puisons les renseignements qui suivent, dans un mémoire de M. Guilbert, ancien directeur de l'asile d'aliénées de Lille, mémoire ayant pour but d'établir d'une manière incontestable les droits de propriété de l'asile, et de réduire à néant les prétentions de l'administration des hospices, sur la Maison des Bons-Fils, et sur ses dépendances.

En 1481, Jean de la Cambe, dit Ganthois, « désirant, porte l'acte de fondation, faire » acte agréable à Dieu, et pour qu'aucune » fille de légère vie qui se voudrait réduire et » ôter du péché public, eût lieu convenable » où elle se pût retirer pour amender sa vie, » adhérita le magistrat de Lille, d'une grande » maison, jardin et prés situés rue de la Barre, » et lui conféra l'administration et le gouver- » nement dudit établissement. »

Dans le courant du 16e siècle, cet établissement devint un monastère des Sœurs de la Madeleine, qui allaient soigner les malades en ville; et plus tard, par suite d'arrangemens pris entre l'Evêque de Tournay et le Magistrat de Lille, ces Sœurs se chargèrent de la garde des femmes folles.

En 1792, lors de la suppression des communautés religieuses, l'administration municipale s'empara de cet établissement et essaya de le conserver à l'usage des aliénées seulement.

Il fut ensuite abandonné à un directeur jusqu'au 27 brumaire an X, et en vertu d'un arrêté du 9 thermidor an XI, les femmes folles durent quitter la propriété de la rue de la Barre pour entrer dans la maison dite des Bons-Fils ou des Bons-Fieux, rue de l'Abiette.

Enfin, en 1830, les Filles de l'Enfant-Jésus furent chargées du service intérieur de la maison sous l'autorité de l'Administration des hospices.

C'est dans cet état de choses que survint la loi de 1838 et que par suite, en 1840, un directeurt ut installé dans ses fonctions.

L'Administration des hospices qui jusqu'alors avait été, à diverses reprises, chargée de gérer et d'administrer les deux propriétés, se crut lésée dans ses intérêts, bien qu'elle n'eût en main aucune preuve qu'elle eût jamais été mise en possession.

Le directeur de l'asile, s'appuyant sur ce dernier fait, revendiquait de son côté au profit de l'asile public d'aliénées de Lille, les biens provenant des anciennes maisons des *Sœurs de la Madeleine* et des *Bons-Fils*, dont la gestion seulement avait été conférée à l'Administration des hospices par l'arrêté du 27 brumaire an X; il réclamait en outre les revenus desdits biens depuis cette époque, qui n'auraient pas été employés en faveur des personnes atteintes d'aliénation mentale.

Le Comité consultatif appelé à mettre fin à ce litige, amena les parties à une transaction qui attribua au Directeur la propriété des Bons-Fils avec diverses maisons y attenantes; et à l'Administration des hospices les propriétés des Sœurs de la Madeleine avec leurs dépendances.

Cette sage décision remit chacun dans sa place naturelle; car si le directeur ne pouvait justifier d'aucun droit de propriété sur l'établissement des Sœurs de la Madeleine, l'administration des hospices ne pouvait, de son côté, prouver par aucun titre qu'elle fût propriétaire de la maison des Bons-Fils.

Le document suivant, dont on n'avait pas connaissance lors des débats qui se sont élevés entre les deux administrations, montrera du reste que les établissements des rues de la Barre et de l'Abiette (aujourd'hui rue de Tournay) diffèrent essentiellement quant à leur origine et qu'ils ont été fondés à près de deux siècles d'intervalle.

Le premier, il est vrai, a formé le noyau d'un hospice d'aliénées, mais ce n'était pas là sa destination primitive. L'autre, au contraire, a été spécialement créé pour les aliénés et a toujours été destiné à cet usage.

Voici ce document :

De la Congrégation des Frères pénitents du Tiers-ordre de St.-François, appelés communément les Bons-Fieux.

La congrégation des Bons-Fieux commença à Armentières, petite ville de Flandre, sur la Lys, l'an 1615, par cinq artisans fort pieux, dont le plus ancien se nommait Henri Ringuel, natif de cette ville. Ils avaient fait plusieurs tentatives pour entrer dans la Congrégation des Capucins, mais n'ayant pu être reçus, le père Ange de Nivelle, religieux de cet ordre et leur directeur, leur conseilla de se réunir et de vivre en commun. Ils suivirent ce conseil et formèrent une petite communauté dans une maison qui appartenait à cet Henri Ringuel, proche le couvent des Capucins. Ils y vécurent d'abord sous la conduite du père Ange de Nivelle, selon les règlements qu'il leur prescrivit.

Il y en avait trois qui s'occupaient pendant la semaine à faire des draps, un autre enseignait la jeunesse, apprenant à lire et à écrire aux enfants; le cinquième faisait des galons de soie. Leur habillement était noir et ne se distinguait en rien de celui des séculiers. Ils vécurent ainsi jusqu'en l'an 1626, qu'ayant embrassé la troisième règle de St.-François, ils prirent un habit régulier, consistant en une robe ou tunique de drap gris, liée d'une grosse corde blanche, avec un manteau de la même couleur que l'habit. Ils se mirent alors sous la direction du Provincial des Récollets de la province de St.-André et du directeur du Tiers-ordre du couvent d'Arras. Ils furent ainsi soumis aux Récollets jusqu'en 1670. A cette époque, ils soumirent leur congrégation aux Evêques des lieux où étaient situées leurs maisons. Elle n'était alors composée que de deux : celle d'Armentières, située dans le diocèse d'Arras, et celle de Lille, dans le diocèse de Tournay, qui avait été commencée en 1664. Les Evêques de ces deux diocèses approuvèrent leurs constitutions.

En 1679, cette congrégation s'augmenta d'un établissement qu'elle fit à St.-Venant, au diocèse de St.-Omer. Le roi de France, à la sollicitation du marquis de Louvois, donna à ces religieux, la direction de ses hôpitaux de terre et de marine, à Dunkerque, Bergues et Ypres.

Ainsi leur congrégation se compose présentement de sept maisons et hôpitaux, ou plutôt de sept familles, selon leur manière de parler. Tous les trois ans, ils tiennent un chapitre en une de ces familles, alternativement. Lorsque le temps du chapitre approche, ils s'adressent à l'évêque dans le diocèse duquel est située la maison où doit se tenir le chapitre, afin qu'il nomme une personne pour y présider en son nom; ce qui tombe ordinairement sur un de ses grands vicaires ou sur le doyen de la chrétienté que nous appelons en ces quartiers doyen rural.

Dans ces chapitres, ils élisent les Supérieurs de chaque famille, les vicaires et les conseillers. Chaque famille a un supérieur, un vicaire et trois conseillers.

Le Supérieur est maître dans sa famille pendant trois ans, et chaque famille a aussi un directeur ecclésiastique, nommé par l'Evêque, pour y faire la visite, et auquel on a recours lorsqu'il arrive quelque difficulté.

Dans les chapitres triennaux et dans une congrégation qui se tient tous les ans, on rend le compte de chaque famille, des mises, des achats et des acquisitions.

Le tout est en commun et les familles se soulagent les unes les autres, ayant beaucoup d'union entre elles. Les Bons-Fieux ont rarement recours aux Supérieurs majeurs, chaque supérieur tâchant de gouverner sa famille en paix et avec toute la charité possible. Le peuple a toujours appelé ces tertiaires Bons-Fieux ou Bons-Fils.

Ils suivent la règle de Léon X, excepté qu'ils commencent leur Avent à la Toussaint, quoique, d'après cette règle, les tertiaires de St.-François ne doivent commencer leur Avent qu'à la St.-Martin. Ils ne portent point de linge, couchant tout vêtus sur des paillasses; prennent trois fois la discipline chaque semaine, couchent sur la terre aux fêtes de Noël, de la Pentecôte, de l'Assomption, de Notre-Dame et tous les vendredis, après avoir encore pris la discipline ces jours-là.

Ils se lèvent à 4 heures et récitent en commun l'office de la Vierge. Ils travaillent depuis la messe jusqu'au dîner (1), et depuis midi jusqu'à deux heures. Alors ils disent Vêpres et Complies; après quoi ils se remettent au travail jusqu'à 5 heures, qu'ils vont au réfectoire.

Depuis 6 heures ils travaillent encore jusqu'à 8; alors ils font la prière du soir en commun et se retirent ensuite dans leurs cellules.

Dans quelques-unes de leurs maisons, ils tiennent des écoles pour enseigner aux enfants la lecture et l'écriture. Ils prennent des pensionnaires, savoir : des jeunes gens que l'on met chez eux en correction, et d'autres qui ont perdu l'esprit. Leurs autres maisons servent d'hôpitaux.

Ils vont aussi dans les maisons des séculiers où ils sont appelés pour avoir soin des malades.

Voici la formule de leurs vœux :

« Au nom de Notre Seigneur J.-C., de la Vierge » Marie, de St.-Joseph, do St.-Michel-Archange et

---

(1) Ce mémoire oublie de préciser l'heure du dîner, mais on peut présumer qu'il ne commençait guère avant 11 heures et 1/2.

» de tous les Apôtres; de notre père St.-François,
» de St.-Louis, patron du Tiers-ordre, de tous les
» saints et saintes du paradis, moi N..., de ma pure
» et franche volonté, fais vœu d'obéissance, pauvreté
» et chasteté, à vous, mon père, et d'obéir au Saint-
» Père le Pape de Rome et à ses successeurs cano-
» niquement élus, et au Supérieur de cette Congré-
» gation, pour toute ma vie, sans pouvoir quitter ou
» me retirer de ladite Congrégation sans permission
» du Révérendissime Évêque du lieu où je demeu-
» rerai, ou de ses vicaires généraux. » (2)

Ici se termine notre travail auquel nous aurions pu donner plus de développements, si nous n'avions craint de fatiguer l'attention des lecteurs. Toutefois quelque incomplète que soit cette notice, nous sommes heureux de pouvoir constater que, en la publiant, nous n'avons eu d'autre but que de répandre, autant qu'il était en nous, la réputation d'un Asile si bien approprié à sa destination, et de rendre hommage au zèle des administrateurs et à leur infatigable dévouement.

Si en consacrant à ce modeste labeur une partie de nos loisirs, nous avons pu atteindre le but que nous nous proposions, ce sera pour nous la seule récompense que nous ayons jamais ambitionnée.

L. DOREDONVILLE.

---

(2) Mémoires envoyés par les Bons-Fieux de Lille, en Flandre, et des Constitutions de cette Congrégation, imprimés en 1698.

RECTIFICATION.

En commençant cette notice, nous avons écrit que les Prussiens avaient, en 1815, campé dans la plaine où s'élève maintenant l'asile. Il paraît que nous nous sommes trompé. Il ne nous coûte nullement d'en convenir et nous rétablissons les faits dans toute leur intégrité.

Si nous avons cité les Prussiens plutôt que les Bavarois, les Saxons, les Wurthembergeois ou tout autre peuple de l'Allemagne, c'est que, à cette époque, il était trois noms surtout odieux à la France; ces trois noms, c'étaient ceux des Anglais, des Prussiens et des Cosaques.

Que ceux qui préfèrent ceux-ci à ceux-là, fassent leur choix et ne craignent pas de le dire; le plus souvent les sympathies ne se commandent pas; mais nous dirons qu'en définitive l'invasion n'en a pas été moins dure pour la France, qu'elle nous soit venue des Saxons, des Anglais ou de *Messieurs* les Russes.

Voici, du reste, des faits que nous croyons pouvoir donner comme avérés, et qui, en substituant le nom d'Anglais et de Cosaques à celui de Prussiens, n'en laissent pas moins dans nos cœurs le pénible souvenir de l'occupation étrangère.

Le 7 février 1814, vers neuf heures du matin, un détachement de 600 à 700 Cosaques et Saxons, commandés par le baron de Ghesmar, arriva à Bailleul. De là ils répandirent une proclamation en français, s'annonçant comme l'avant-garde du 3ᵉ corps de l'armée d'Allemagne. Ils ne trouvèrent aucune résistance et logèrent chez les habitants.

C'est en cela que consiste surtout notre erreur : nous avions cru qu'ils avaient campé hors de la ville.

Le colonel commandant les envahisseurs fut tué à l'échauffourée du Mont-Cassel. On trouva sur lui 3,000 fr. provenant d'une réquisition faite chez le percepteur de Bailleul.

Quand Louis XVIII fut rentré en France, les troupes alliées, d'après le traité de Paris, devaient occuper militairement notre territoire pendant cinq ans.

Un effectif de 6,000 hommes fut établi au camp d'Helfaut près de St.-Omer; et après la dissolution de ce camp, soldats et officiers furent logés dans les environs.

L'arrondissement d'Hazebrouck logea les Anglais pendant deux ans, et Bailleul fut mis à contribution de même que les autres villes.

En 1814, il avait hébergé des Saxons et des Cosaques; en 1815, il logea les Anglais, auxquels donner la préférence?

C'est alors que, à l'endroit même où a été érigée la maison des aliénées les Anglais ont établi un camp de manœuvres.

Nous nous étions donc trompé : nous avions cru que, en 1815, c'étaient des Prussiens et non des Anglais qui avaient occupé notre pays. Nous nous inclinons devant la vérité qu'il ne faut jamais sciemment altérer.

Nous avions cru aussi qu'ils avaient campé hors de la ville, tandis qu'ils ont pris place, à notre foyer domestique, qu'ils ont couché sous notre toit. Tant pis pour notre Bailleul! Il eût mieux valu que les alliés ne se crussent point autorisés à nous rendre suivant l'expression de notre bienveillant et spirituel critique, les étranges leçons de politesse que leur avaient données quelques-uns de nos généraux.

L'invasion est une plaie encore saignante pour tout cœur vraiment français, et nous ne croirons jamais qu'on puisse disculper soit les Cosaques, soit les Prussiens, des dégâts qu'ils ont causés chez nous, en alléguant qu'ils n'ont fait qu'user de représailles.

Il faudrait pour cela oublier que la France luttait seule contre l'Europe entière, et qu'au moment où elle était forcée de subir sur son sol la présence de l'étranger, elle était épuisée par ses longues luttes contre la coalition de tous ces rois, autrefois tremblans devant elle et et maintenant si fiers, si arrogants devant le lion abattu.

La France avait conquis l'Europe ; l'Europe coalisée ne put que lui donner le coup de pied de l'âne.

L. D.

Bailleul, 9 février 1867.

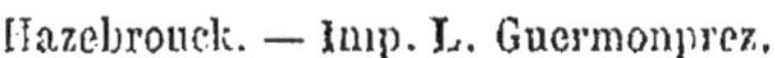

Hazebrouck. — Imp. L. Guermonprez.